¡A la Vida!

¡A la Vida!

Por

Artimia Arian

TASHIRAT CENTRO DE APRENDIZAJE CÓSMICO.
TEPOZTLÁN, MORELOS

www.Tashirat.com

Fotos de Portada y Contraportada por Thyesha Arian

Dedicatoria

Dedico este libro a todas aquellas almas especiales que están dispuestas a asumir la responsabilidad de su salud en sus propias manos. Al incorporar el conocimiento que se brinda en este folleto en su vida diaria, recuperarán el don más precioso - su salud y felicidad.

Las enfermedades son desequilibrios en el cuerpo ocasionadas par la toxicidad y la deficiencia. Al limpiar el cuerpo de las toxinas y brindarle todos los nutrientes que requiere, el cuerpo regresará de nuevo a un estado de equilibrio, un estado de salud.

El camino natural es un camino seguro; un camino sin efectos secundarios peligrosos. Sin embargo, es un camino que requiere de abundante paciencia, perseverancia y disciplina. Es el camino del despertar de la conciencia, el camino de la evolución. Es el camino que lleva a la Luz (el conocimiento) y la Vida.

Les deseo la mejor de las suertes en este maravilloso viaje que están a punta de emprender. Es un viaje que cambiará su vida de manera positiva en innumerables formas, sutiles y abiertas.

¡Al Conocimiento! ¡A la Vida!
Con tanto amor,
Artimia

Nota al Lector

Este libro está lleno de conocimiento que asume la conciencia cósmica del lector. Es importante mencionar, que sólo se puede entender si los siguientes libros de Artimia Arian se leen en el orden indicado:

Redespertar Cósmico

Nutrición Vibracional

Un Entendimiento Cósmico de la Enfermedad y la Curación

Enseñanzas Espirituales Eternas

Citas Inspiracionales para la Nueva Era

Enseñanzas Esenciales para la Nueva Era

Visión Espiritual para la Nueva Era

Para información adicional por favor lea también :

A La Vida!

Guía de Recetas por Chakra

El Manual de Recetas Tashirat

Para simplificar la escritura de este libro, utilicé el genero masculino refiriéndome al lector y no intercale masculino y femenino como hice en algunos de mis otros libros.   No hay ninguna preferencia de genero, es un libro tanto para hombres como mujeres.

En la Verdad, el Amor y la Vida ,

Artimia Arian

Índice

Útiles Sugerencias para la Cocina

Para Desinfectar - Para cada litro de agua añada el jugo de 2 limones pequeños y 1 Cda de sal de mar. Lave muy bien las verduras con agua de la llave y deje remojar en el agua con limón y sal durante 15 minutos. No deben permanecer ahí más de 15 minutos ya que absorberán al sal y las verduras de hoja se marchitarán. Si se guarda el agua para desinfectar después hay que añadir más limón.

Para Germinar - Remoje las semillas en un tazón con agua durante toda la noche. Retire el agua por la mañana, utilizando un colador grande. Coloque las semillas en un plato o charola grande y cúbralas con un trapo húmedo. Humedezca las semillas y el trapo dos veces al día, mañana y noche, utilizando para retirar siempre el exceso de agua. Las semillas nunca deben estar demasiado mojadas pero no debe permitirse que se sequen. A los 3 - 7 días (dependiendo de la semilla) los germinados estarán listos. Estarán listos para comer una vez que les salgan las primeras dos hojas verdes. Los germinados de mungo y lenteja se pueden consumir antes si se desea. Los germinados pueden refrigerarse en toper o en bolsas de plástico.

Sustitutos Saludables

La Sal se sustituye con sal de mar, tamari, salsa de soya o miso. Ya que todos éstos contienen mucha sal, deben utilizarse en pequeñas cantidades. Las algas marinas como el kelp y nori son los sustitutos de sal más saludables.

El azúcar (blanca, morena, mascabado, piloncillo, etc.) se reemplaza par miel de abeja cruda pura. No utilice más de 1 Cda al día. Las azúcares naturales que se encuentran en la fruta son lo mejor.

El Aceite. Aceites de extracción en frió no refinados tales como el de olivo, girasol, ajonjolí o de coco son buenos sustitutos para otras grasas y la mantequilla

Alimentos Refinados tales como el pan blanco, arroz blanco, pasta de harina blanca, bisquets hechos de harina blanca, etc., deben sustituirse por productos integrales tales como arroz integral, pan integral, tortillas de maíz.

Guía para la combinación de Alimentos

1. No Mezcle Proteína con Carbohidrato.

Proteína - Todos los alimentos de carne (carne raja, pollo, pescado); Productos Lácteos (leche, mantequilla, yogurt, crema); Huevos; Leguminosas (Fríjol, Lenteja, Productos de Soya como el tofu; Nueces y Semillas).

Carbohidratos - Cereales (arroz, avena, trigo); Pastas; Pan y Tortilla; Aguacate; Tubérculos (papa, camote).

2. *Tanto la Proteína como el Carbohidrato se mezclan bien con una ensalada de verduras crudas y con tortillas de mías.* Consuma sólo un carbohidrato o una proteína con verduras al vapor, una ensalada de verduras crudas y tortillas de maíz.

3. La fruta debe consumirse sola. Los cítricos (ácidos) (naranjas, piña, mandarina, etc.) No combina bien con frutas dulces (plátano, fruta seca, mamey, etc.)

¿Cuánto tiempo esperar después de una comida antes de volver a comer?

1. *La mayoría de la fruta se digiere en 20 – 30 minutos.* Las frutas secas, plátanos, melón, mamey y sandía tardan en digerirse de 40 min. a 1 hora.

2. Después de una comida de alimentos crudos, espere 2 horas.

3. Después de una comida de alimentos crudos y cocidos bien combinada, espere 3 horas.

4. Después de una comida mal combinada, o una comida con carne, espere al menos 8 horas.

Recetas

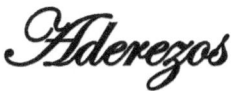

Aderezos

1. _Licúe_: Aguacate, albahaca (o cualquier otra hierba), limón, ajo, salsa de soya o sal de mar, aceite de olivo, agua.

.

2. _Licúe_: (Para 1 lt de aderezo) 4 aguacates, cilantro, 1 diente de ajo, cebolla, salsa de soya, el jugo de 2 limones, agua, chile fresco (opcional)

.

3. _Licúe_: Aguacates, verduras de su elección (jitomates, pimiento rojo o verde, apio, pepino, calabacita, cebollín, etc.), salsa de soya, jugo de limones, hierbas de su elección (cilantro, perejil, albahaca, tomillo, orégano, etc.)

4. _Licúe_: (Para 1 lt de aderezo) ¼ de cebolla grande, 1 jitomate, 1 zanahoria grande, 1 chile serrano pequeño (opcional), el jugo de 1 limón, aceite de olivo, agua, salsa de soya.

5. _Licúe_: Jitomates, zanahorias, pimiento morrón rojo, cilantro, ajo, cebolla, miso (o salsa de soya), aceite de olivo.

6. _Licúe_: Verduras de su elección (jitomates, apio, calabacitas, zanahorias, pepinos, pimiento morrón) hierbas de su elección, ajo, cebolla, aceite de olivo, salsa de soya, agua.

7. _Licúe_: Nueces y semillas remojadas (almendras, nueces, avellanas, nueces de Castilla, semillas de girasol, de ajonjolí, etc.) jugo de limón, salsa de soya, agua, aceite de oliva, hierbas de su elección (cilantro, perejil, albahaca, menta, orégano, tomillo, mejorana, etc.) miel (opcional), mostaza (opcional), ajo (opcional). Se puede añadir verduras de su elección (pimiento morrón, jitomates, chiles frescos).

8. _Licúe:_ Semillas de ajonjolí germinadas o ligeramente tostadas,

aceite de oliva, salsa de soya, limón, agua.

9. *Licúe*: 2 Cdas tahini o semillas de ajonjolí remojadas, un trozo pequeño de jengibre, ajo, 1 cdita de miel, limón.

1o. *Licúe*: 2 Cdas de miso (o salsa de soya), 2 Cdas de cebolla, 1 diente de ajo, ½ taza de jugo de limón, ½ taza de naranja, ¼ taza de aceite, ¼ taza de agua.

Ensaladas

1. *Ensalada Verde*: Muchas hojas verdes (berro, diferentes lechugas, acelga, espinaca, arugula, etc.); diferentes hierbas (perejil, cilantro, albahaca, orégano); cualquier verdura cruda (jitomate, pepino, zanahoria, pimiento morrón raja o verde, jicama, cebolla, apio, rábano, calabacita, hongos, etc.); germinados (alfalfa, mungo, lenteja, girasol, etc.)

2. *Ensalada de Nopal*: Nopales ligeramente hervidos, en cuadritos, mezclados con cebolla en cuadritos, jitomate, cilantro. Añada aceite de oliva y salsa de soya.

3. *Jitomate Rebanado y Aros de Cebolla*: Jitomate rebanado y cebolla en aros. Se puede añadir pimiento morrón verde y / o pepino rebanado. Agregue aceite de oliva, jugo de limón salsa de soya.

4. *Guacamole*: Aguacate machacado mezclado con cilantro y cebolla en cuadritos. Aguacate salsa de soya y jugo de limón. Se puede añadir al guacamole cualquiera de las siguientes verduras en cuadritos: jitomate, apio, pimiento morrón verde o rojo, rábano, pepino. De igual manera, cualquier hoja verde se puede picar

finamente y agregar: arugula, acelga, espinaca, berro. Adicione otras hierbas de su elección tales como el perejil. Se puede enrollar en una hoja de lechuga grande o en hoja de col, o en una hoja de Nori (alga marina). Se pueden agregar alfalfa u otros germinados.

5. _Ceviche:_ Hongos en cuadritos, cebolla, jitomate, cilantro, chile fresco, serrano o jalapeño (opcional). Agregue jugo de limón, aceite de oliva, salsa de soya.

6. _Taboule:_ Jicama finamente picado en cuadritos, cebolla o cebollín y jitomate finamente picado en cuadritos, perejil fresco y menta. Se puede añadir pepino, pimiento morrón verde o rojo, berro (u otras hojas verdes) en cuadritos, aceitunas. Agregue aceite de oliva, limón y salsa de soya.

7. _Ensalada de Jicama_: Jitomate, jicama, pimiento morrón, apio en cubos grandes. Añada jalapeño finamente picado (opcional). Aderezo: cualquier aderezo de nueces-semillas.

8. _Ensalada para Dedos:_ Tiras de jicama, pepino, zanahoria, apio. Aderezo: cualquier aderezo de aguacate o de semillas-nueces o de chile.

9. _Ensalada de Germinado de Lenteja_: Germinado de lenteja, apio, cilantro jitomate, pimiento verde, cebolla. Aderezo: aceite de oliva, limón, salsa de soya.

10. _Ensalada de Chile_: Jitomates, pepinos pimientos, rábanos en cuadritos. Aderezo: limón, salsa de soya, pimienta de Cayena (o cualquier otro chile).

Sopas

Cocidas

1. _Crema de Brócoli (hongos. chayote. zanahoria. etc.)_: Cocine las verduras al vapor usando agua limpia. Una vez cocidos, licúe con el agua que se usa para cocerlos. Salteé ajo, cebolla, apio, perejil o cualquier otra hierba o verdura en salsa de soya y agua (en un sartén de Teflón). Mezcle todo junto. Parte de las verduras y hierbas pueden licuarse, y parte pueden picarse y se incorporan después. Las sopas pueden licuarse con cualquier semilla o nuez remojada, tales como almendras, nueces, girasol. Decore las sopas con: aguacate en cubitos, perejil picado, orégano, albahaca, cebollín, arugula, cilantro, jitomate en cubitos, rábano, cebolla, apio.

2. _Sopa de Verduras Mixtas_: Corte cualquier verdura de su elección, eg. chayote, calabacita, brócoli, coliflor, cebolla, jitomate, hongos, etc. Hierva en una olla con agua. Añada especies y hierbas y un sustituto de sal, como la soya. De igual modo, se puede hervir una olla de agua y añadir cualquier verdura de su elección cortada, con hierbas, salsa de soya y chile (opcional). Tape y deje reposar 15 minutos. Se pueden añadir cebolla salteada, ajo, hierbas. Se puede también licuar jitomate, cebolla, ajo, y cualquier otra verdura, hierbas y agregar a la sopa.

3. _Sopa Rápida_: Licúe agua caliente, salsa de soya, aceite de oliva (opcional) con verduras como jitomate, aguacate, cebolla, ajo. Agregue verduras ralladas o cortaditas como calabacitas, zanahorias, apio, coliflor, chícharos, hojas verdes. Añada hierbas finamente picadas.

Crudas

1. _Sopa Vitalidad_: Licúe jitomates (sin agua), algas marinas (nori o kelp), un poco de salsa de soya, limón (opcional), aceite de oliva (opcional). Agregue cualquier otra verdura y hierba de su elección y Licúe: apio, zanahoria, pimiento morrón, pepinos, calabacita, rábano, perejil, cilantro, albahaca. Decore con hojas verdes cortadas, aguacate, cebolla, rábano. Igualmente, extraiga el jugo de cualquier verdura en el extractor (zanahoria, pimiento rojo, apio) y use eso como la base de la sopa. Añada cualquier verdura rallada, germinados y hojas verdes.

2. _Sopa de Lenteja_: Licúe: jitomates, 1 pimiento raja, cilantro, cebollín o cebolla, el jugo de 1 o 2 tallos de apio, un poco de jugo de zanahoria, jalapeño, salsa de soya. Agregue cebolla picada, jitomate, cilantro, apio (opcional). Mezcle todo y añada germinado de lentejas. Cómalo con hojas verdes como la arugula.

3. _Gazpacho_ : (Rinde 6) Licúe 2 kg de jitomate, 2 pimientos rojo, 1 pimiento verde, cilantro, ajo, 3 tallos de apio, 2 pepinos, ½ cebolla chica, 2 limones y salsa de soya.

4. _Sopa de Aguacate_ : Licúe 3 jitomates, ½ pepino, 1 tallo de apio, ½ cebolla, 1 Cda de perejil picado, 2 aguacates, el jugo de 3 limones, salsa de soya. Decore con germinados.

5. _Crema de Espinaca_: Licúe 2 tazas de jitomate, jugo de apio y zanahoria, 2 tazas de espinaca, ½ aguacate, un poco de ajo, 1 Cda de jalapeño, 1 Cda de jengibre (opcional), 2 Cdas de cebolla, 1 Cda de menta, 1/3 de taza de cilantro, jugo de 1 limón, aceite de oliva, salsa de soya.

6. _Sopa de Jitomate y Zanahoria_: 4 zanahorias, 3 jitomates, un puñado de almendras, un puñado de arugula, salsa de soya. Licúe bien. Agregue cilantro picado.

7. *Sopa Verde*: ½ aguacate, 1 jitomate, agua o agua de coco, muchas hojas verdes, el jugo de ½ limón, salsa de soya.

8. *Sopa de Verduras Crudas*: Licúe 4 jitomates, ½ pimiento rojo, 1 pepino, jalapeño al gusto, salsa de soya. Decore con hojas verdes cortadas en tiras muy finas (topsoy, arugula, cilantro, etc.), zanahoria rallada, calabacita, rábano, cebollín (y cualquier otra verdura), aguacate en cuadritos.

Platillos de Verduras al Vapor

Cueza al vapor cualquier verdura entera, en cuadritos, rebanada o rallada. Las verduras cortadas se cocinan en menos tiempo. La mayoría de las verduras deben cocinarse no más de 5 minutos. Cocine primero las verduras más duras, como zanahoria, chayote, brócoli y coliflor. Cuando estén medio cocidas añada las verduras más suaves, como calabacitas, bongos, ejotes. Bañe con salsa de soya, limón, aceite o cualquier aderezo de su elección. En un sartén de Teflón salteé cebollas, ajo, y hierbas de su elección en soya y agua a fuego muy bajo durante 2 minutos. Apague y agregue aceite. Añada a las verduras al vapor.

Verduras buenas para cocinar al vapor son: zanahorias, brócoli, coliflor, col, betabel, calabacitas, ejotes, cebollas, espárragos, chayote, elote, hongos, berenjena, chícharos de nieve, colecitas de Bruselas, alcachofas, verdolagas o cualquier otra hoja verde (espinaca, acelga). Estos se cuecen menos de 1 minuto.

Ejemplos de Platillos al Vapor

1. Zanahorias, brócoli, espárragos, chícharos al vapor - mezclados con cebolla salteada.

2. Ejotes, chayote, coliflor al vapor - mezclados con cebolla salteada.

3. Col rallada, germinado de mungo, apio, pimiento rojo y verde, zanahoria, brócoli - mezclado con cebolla y hongos salteados.

4. Alcachofas (al vapor durante 40 - 60 minutos) servida con albahaca u otro aderezo.

5. *Berenjena* - pelada y rebanada muy delgada. Cueza al vapor. Licúe: jitomates, ajo, salsa de soya. Cueza todo en un sartén durante 10 - 15 minutos.

6. Hojas verdes como verdolagas, acelgas o espinacas - cueza al vapor durante menos de 1 minuto. Sirva con limón, sal de mar, kelp (opcional), salsa de soya, aceite de oliva.

7. *Chop Suey:* salteé cebolla, pimiento verde y hongos en salsa de soya durante 1 - 2 minutos. Tape. Añada las siguientes verduras cortadas en tiras delgadas y cocidas al vapor: brócoli, jicama, zanahoria, calabacita, germinado de mungo. Agregue aceite de oliva.

8. *Stir Fry*: Al vapor o deshidratadas y en cuadritos o rebanadas: cebolla, ramitos de brócoli, calabacita (en tiras largas y delgadas), apio, pimiento morrón rojo y verde, berenjena. Cuadritos o tiras largas y delgadas crudas de: zanahoria, jicama, germinado de mungo, chícharos, betabel, almendras (trozos pequeños). Combine. Aderezo: salsa de soya, aceite, jugo de naranja.

Jugos de Verduras

Bebidas Verdes

Las bebidas verdes son uno de los alimentos más nutritivos y de las medicinas naturales más poderosas. Hacen al cuerpo más alcalino. La mayoría de la gente tiene una condición ácida en el cuerpo debido al consumo de alimentos que producen acidez tales como lamentos cárnicas, pan, tortillas, pasta, productos lácteos y toda la comida chatarra. Las emociones negativas también producen más acidez.

Las bebidas verdes nutren y reconstruyen las células y tejidos del cuerpo. Ayudan en la eliminación, permitiendo al cuerpo que expulse las toxinas que ha acumulado durante años.

Cualquier verdura de hoja verde puede hacerse en jugo. He aquí algunos ejemplos: espinaca, acelga, perejil, diente de león, berro, arugula, kale, betabel y las hojas de la zanahoria.

1. *Bebidas de Hojas Verdes y Cítricos:* Licúe cualquier hoja verde con agua y cuele. Añada cualquier jugo cítrico como naranja, toronja, piña. Mitad jugo y mitad agua de hojas verdes.

2. *Hojas Verdes y Jugo de Apio:* Empiece con ¼ de vaso de jugo de hojas verdes del extractor (Vida Verde o Poder Verde son los mejores extractores para hojas verdes) y ¾ de vaso de jugo de apio. También se puede pepino y jugo de limón (o de otro cítrico). Poco a poco incremente la cantidad de jugo verde y disminuya la de jugo de apio.

3. *Hojas Verdes y Jugo de Manzana:* Las hojas verdes también

combinan bien con jugo de manzana. Use el extractor de jugos. E.g. Jugo: 4 manzanas, un poco de perejil, un manojo de acelgas. Jugo: 1 manzana grande, 5 tallos de apio, 1 manojo de perejil, 1 manojo de espinaca.

4. *Hojas Verde y Jugo de Jitomate y Pepino*: (No se utilice si el cuerpo es demasiado ácido). Jugo cualquier hoja verde, 6 jitomates pequeños, 1 pepino, 4 tallos de apio (y sus hojas).

5. *Hojas Verdes y Jugo de Zanahoria:* Cualquier hoja verde mezclada con jugo de zanahoria o jicama.

Bebidas de Verduras

1. *Jugo de Espinaca y Zanahoria:* ⅓ de espinaca y ⅔ de jugo de zanahoria. La espinaca es excelente para el estómago y el intestino y grueso. La espinaca (y todas las bebidas verdes) es extremadamente efectiva para el estreñimiento.

2. *Zanahoria. Betabel y Pepino:* ⅔ de zanahoria, ⅓ de pepino y betabel. Este jugo es excelente para arena o piedras en la vesícula y riñones y para la próstata y otros problemas de órganos sexuales. También es buena para padecimientos artríticos. Mezclar perejil con este jugo ayuda a la descarga menstrual.

3. *Bebida de Potasio:* Un poco menos de la mitad de zanahoria y un poco más que la mitad de espinaca, perejil y apio. Este es un alimento completo y nutritivo. También es extraordinario para reducir la acidez estomacal.

4. *Zanahoria y Apio*: (½ de cada uno) Es bueno para el reumatismo, la artritis, asma y alergias. También el jugo de toronja ayuda a la artritis

5. *Zanahoria y Col:* ⅔ de zanahoria y ⅓ de col. Bueno contra el cáncer. La zanahoria y zanahoria con espinaca también son buenas contra el cáncer.

6. *Zanahoria. Apio y Manzana:* Cantidades iguales de cada uno. Bueno para la diarrea.

7. *Zanahoria y Manzan:* Cantidades iguales de cada una. Buena para la colitis

8. *Zanahoria, Apio, Perejil:* En su mayoría ½ zanahoria y ½ apio, y un poquito de perejil. Bueno para trastornos nerviosos.

9. *Zanahoria y Betabel:* ¾ de zanahoria y ¼ de betabel. Bueno para los tumores.

10. *Zanahoria. Betabel y Apio:* ½ de zanahoria, casi la ½ de apio y un poquito de betabel. Poco a poco aumente la cantidad de betabel conforme lo tolere el cuerpo. Es un maravilloso constructor de glóbulos y por lo tanto excelente para la anemia.

Propiedades Especiales de los Jugos

MANZANA: Cura la inflamación intestinal, ayuda a la digestión.
BETABEL: Cura cáncer-tumores; reconstituye la sangre.
PEPINO: Alcalinizador, mineralizador.
COL: Vitamina U; cura las úlceras.
ZANAHORIA: La mejor balanceada en vitaminas y minerales.
APIO: Alcaliniza; bueno para el sistema nervioso.
DIENTE DE LEÓN: Alcaliniza; tiene mucho magnesio lo cual es importante para los huesos. Fortifica la sangre y tiene mucho

hierro. Limpia riñones e hígado. Es un gran tónico.

LIMÓN: Rico en bio-riboflavónidos.

PEREJIL: Ayuda alas glándulas, nervios, coagulación de la sangre, ojos.

JITOMATE: Fruto más rico en minerales.

NARANJA: Rica en calcio, fósforo, vitaminas C y A.

SANDÍA: Alcaliniza; activa y limpia los riñones.

Opciones para el Desayuno

1. *Frutas Cítrica (Ácidas} y Sub-Ácidas*: Naranja, toronja, limón, mandarina, piña, guayaba, uvas, kiwi, chabacano, ciruela, moras azules, frambuesa, fresa. Se pueden comer enteras, en ensalada de frutas o licuadas, una sola o una combinación de estas frutas.

Ejemplos de Purés de Frutas Ácidas. Licúe lo siguiente:
Jugo de naranja y agua (½ jugo ½ agua)
Jugo de naranja y piña
Jugo de naranja y fresa
Jugo de naranja, piña y fresa
Jugo de naranja y guayaba
Jugo de naranja y durazno o ciruela
Jugo de mandarina y agua (½ jugo ½ agua)

Las frutas cítricas combinan bien con nueces y semillas. Se puede comer un puñado de nueces y semillas remojadas con fruta ácida para el desayuno.

2. *Melones:* Sandía, melón, melón chino. Los melones deben consumirse solos. Se pueden licuar o comer enteros.

3. *Ensalada de Frutas:* Corte cualquier variedad de frutas. Aderece con almendras, plátano y jugo de naranja licuados.

4. Purés de Frutas Dulces:
Licúe:
Plátano, papaya, agua
Plátano, mango, agua
Plátano, dátiles, vainilla (opcional), agua
Manzana y un poco de agua
Zapote o mango y añada jugo de naranja
Plátano, fresas, durazno
Mango, frambuesas, durazno

5. Bebidas Verdes:
Piña, naranja, espinaca, limón. Licúe y cuele.
Cualquier hoja verde (consuelda, perejil, chaya) licuado con agua, colando y después se le añade al jugo de manzana o naranja (mandarina, toronja)

Menú Diario

Al Levantarse:
Tomar el jugo de 2 a 6 limones en doble la cantidad de agua (o más), utilizando un popote para proteger los dientes.

Desayuno:
 Vea Opciones para el Desayuno.

Media Mañana:
1 - 2 lts. de Jugo Verde y Verduras.

Comida:
Una ensalada verde grande u otro platillo de alimento crudo (por lo

menos un 70% de la comida) y verduras al vapor o sopa.

Media Tarde:
1 - 2 lts. de Jugo de Verduras

Cena:
Igual que la comida o Fruta

Noche. (Después que se completo la digestión)
Fruta

Terapias

ℰnema

Va a necesitar una bolsa para enema o una pequeña cubeta de plástico que se venda con una manguera de hule larga que se extienda de la bolsa o cubeta a la cánula de plástico que se inserta en el ano. También necesita comprar un gel lubricante soluble al agua (no Vaselina - Lubrizal en México o Jalea K&Y en EUA son ejemplos) Todo este equipo se puede adquirir en la farmacia.

Recuéstese sobre su lado derecho sobre un tapete o toalla en el baño, junto al inodoro. Puede colocarse en muchas posiciones - recostado sobre la espalda con las rodillas flexionadas o apoyado en rodillas y manos son dos ejemplos. Utilice la posición que le sea más cómoda.

Llene la cubeta (bolsa) para enema con agua ligeramente tibia o a temperatura ambiente, o con té de manzanilla. Vea la preparación de té a continuación. Aplique gel lubricante en el ano y en la punta de la cánula. Suavemente inserte la cánula en el ano. Con su brazo izquierdo (si esta sobre su costado derecho) eleve la cubeta (bolsa), permitiendo que el agua fluya por la fuerza de gravedad hacia el colon.

En cuanto se sienta incómodo o sienta la necesidad de liberar el agua, extraiga la cánula y siéntese en el inodoro. Nunca debe haber dolor. Repita este proceso hasta que par lo menos 2 lts. de agua hayan penetrado al colon. Debe relajarse lo más posible, respirando profundamente, mientras el agua penetra al colon, lo que permite que entre más agua.

La mejor hora para aplicarse un enema es en la mañana o en la tarde (como a las 4 pm).

Preparación de Té - Hierva 2 lts. de agua. Apague. Coloque un

23

manojo de manzanilla en el agua. Deje tapado durante 15 minutos. Cuele y deje enfriar antes de usarlo.

Terapia de Baños de Pies

 Se necesitan dos tinas pequeñas, una para agua hirviendo, la otra para agua helada (con hielo). Necesita tener 3 – 4 charolas de hielos a la mano y una olla con tapa de agua hirviendo. También se necesita una jarra para verter el agua hirviendo de la olla a la tina.

Llene una tina con agua caliente, tan caliente como lo pueda tolerar su mano, y otra con agua fría y una charola de hielos. Coloque ambos pies en la tina de agua caliente durante 5 minutos. Después coloque los pies en el agua helada durante otros 5 minutos. El agua debe llegar a los tobillos. Esta operación se repite 3 veces (½ hora en total), terminando con agua fría. Agregue agua caliente y hielos conforme lo necesite.

Las mujeres embarazadas no deben practicar esta terapia.

Fricción con Agua Fría

Necesitará 2 - 3 charolas de hielos que se van a vaciar en una tina pequeña con agua fría. También se necesita una toalla facial o pequeña.

Se sumerge la toalla en el agua helada, se exprime y, comenzando con el pie izquierdo, utilice la toalla para friccionar todo el cuerpo en el orden que sigue:

Frente - El frente del pie derecho hasta la pierna, luego basta el hombro derecho. Pie izquierdo a hombro izquierdo. Genitales hasta el cuello.

Costados - El lado derecho del pie derecho hacia arriba, pasando la axila derecha, bajando hacia el brazo derecho y subiendo por el brazo derecho, terminado en lado derecho del cuello. Repita del lado izquierdo.

Espalda - Comenzando en el cuello, moviéndose hacia abajo por la espalda, hasta los glúteos. Parte posterior de la pierna derecha y por debajo del pie derecho. Parte posterior de la pierna izquierda y debajo del pie izquierdo.

Después de cada movimiento se sumerge la toalla de nuevo en el agua fría y se exprime otra vez. Se necesita la toalla lo más fría posible todo el tiempo

Después de una fricción de agua fría se puede regresar a la cama sin secarse (coloque una toalla seca en la cama y otra sobre Ud. mismo), o puede hacer ejercicio sin secarse, vestirse sin secarse. En cualquier caso no se debe secar la piel. La idea es que la fricción de agua fría no provoque frió. La reacción de calor inmediatamente después es importante para su efectividad y para prevenir que le dé un resfriado. Se deben evitar las corrientes de aire.

Baños de Asiento Fríos

Se necesita una bolsa de hielos o 10 charolas de hielos. Llene la tina con agua fría hasta cubrir la cintura una vez sentado. Siéntese en la tina con las rodillas y pies fuera del agua. Comience con el agua a temperatura ambiente, añadiendo hielo conforme
se entibie el agua. Si siente frió, puede colocar los pies en agua tibie o ponerse calcetines. También puede cubrirse la parte superior del cuerpo. Otra opción es colocar la tina en el sol y usar traje de baño, o calentar el baño con un calentador eléctrico.

Cada 5 minutos, añada otra charola de hielos. Uno puede sentarse en este baño tanto tiempo como quiera, pero se sugiere que sea de 40 minutos a 1 hora. Mientras más dure, más efectivo.

Las mujeres no deben practicar esta terapia si están menstruando o embarazada

Medicina Cósmica y Curación

El cuerpo físico es un todo y como tal tiene diferentes necesidades. Para que un individuo funcione óptimamente todas ellas han de ser cubiertas. La tendencia en la Medicina Alópata y las diferentes Medicinas Alternativas ha sido el especializarse y usar solo dicha especialización para curar al paciente. Tenemos que darnos cuenta que estamos compuestos de cuatro componentes fundamentales: Cuerpo Físico, Emocional, Mental y Espiritual. La salud es un estado de libertad existente en los cuatro cuerpos. Una persona sana experimenta vitalidad física y esta libre de cualquier mal funcionamiento psicológico, experimenta paz emocional y libertad de expresión, claridad mental con creatividad y libertad espiritual debido a una fuerte conexión con Dios que guía su vida, confiriéndole orden, armonía, paz y felicidad.

En una curación, los cuatro cuerpos han de ser tomados en cuenta, o ésta no será efectiva o en el mejor de los casos sólo será temporal. Todos los cuerpos están interrelacionados ya que cada uno afecta y es afectado por los demás.

Hoy en día muchas personas están usando métodos aislados, tales como las vitaminas (minerales o enzimas), masajes, dietas especiales, planes de ejercicio, tés de hierbas especiales, etc. Ninguno de estos acercamientos es suficiente por si sólo. No existe una "cura universal". La Curación ha de ser holística, tomando en cuenta el bienestar espiritual, mental, emocional y físico de cada persona. El estilo de vida de la persona debe incorporar todos estos componentes.

En el cuerpo físico hemos de considerar las siguientes partes: química y estructural / energética. Sólo podemos lograr el balance químico en el cuerpo al mejorar la química sanguínea, principalmente al través de la correcta nutrición. La Herbolaria y la Homeopatía pueden contribuir a la química sanguínea hasta cierto punto, aunque no están limitadas a ese aspecto. Sin embargo por medio de la correcta nutrición y tomando en cuenta la vibración del individuo y la vibración requerida por el cuerpo en ese momento (esta información ha de ser recibida), y cotejando esto con pruebas de laboratorio (sangre o análisis de cabello, etc.) uno puede corregir la química sanguínea.

El área del cuerpo estructural / energético puede ser tratada por cualquier terapia que emplee métodos físicos y energéticos para corregir el flujo energético del paciente, mejorando así la circulación de la sangre y el funcionamiento de todos los órganos. Incluidas en esta categoría se encuentran todas las terapias físicas tales como la Quiropráctica, la Polaridad y la Osteopatía. También están incluidas la acupuntura China, los masajes, la Reflexología, la Yoga, el Tai Chi, el Reiki y las curas energéticas

George Vithoulkas, respetado homeópata contemporáneo, ha enumerado las variantes en gravedad de los síntomas para cada cuerpo (1980; 24), en orden de mayor a menor y su impacto en el estado de salud.

Físicos	*Emocionales*	*Mentales*
Padecimiento cerebral	Depresión suicidal	Completa confusión
Padecimiento cardiaco	Apatía	Delirio destructivo
Padecimiento Endocrino	Tristeza	Ideas paranoicas
Padecimiento pancreático	Angustia	Delirio
Padecimiento pulmonar	Fobias	Letargo
Padecimiento Biliar	Ansiedad	Estupidez
Padecimiento Oseo	Irritabilidad	Falta de concentración
Padecimiento Muscular	Insatisfacción	Olvido
Padecimiento cutáneo		Distracción

El cuerpo físico es el más denso de los cuatro cuerpos y es el más sencillo de curar, siempre y cuando la persona sea lo suficientemente disciplinada como para seguir un régimen dietético personalizado, especifico para su vibración y siempre y cuando este viviendo la correcta experiencia de vida correspondiente a su lección de vida de los Chakras (Redespertar Cósmico por Artimia Arian).

El cuerpo espiritual, el más sutil de los cuerpos, es el más difícil de sanar. Los problemas del cuerpo espiritual se manifiestan en el cuerpo emocional y son evidentes en patrones de comportamiento disfuncional profundamente arraigados. Personas que han alcanzado el Chakra 4 o superiores en vidas pasadas han, por necesidad, de estar dedicando su vida al servicio de la humanidad, para lograr así la salud de su cuerpo emocional. En casos severos, el cuerpo espiritual puede también afectar al cuerpo mental. El cuerpo espiritual sólo puede ser ayudado por el individuo si éste primeramente trabaja sanando sus otros cuerpos, para después intentar conectar con su Ser Superior, lo cual le proveerá de la información necesaria para la curación del cuerpo espiritual. Si la persona no esta bien conectada en Chakra 6 (la mayoría de las personas), será sensato conseguir ayuda de alguien que si lo esté.

Medicina Ortodoxa Vs. Medicina Holística

Ambos sistemas de Medicina son validos y realmente esenciales para la vida moderna, sin embargo uno ha de saber cuando recurrir a la Medicina Alópata y cuando a la Medicina Natural.

La Medicina Holística conlleva a una holística manera natural de vivir. "No hay enfermedades, sólo personas enfermas", dijo Hipócrates. La única "enfermedad" que existe es la "ignorancia de la salud" y el único remedio es la educación del individuo, enseñándole a seguir las Leyes Naturales viviendo una vida sana. En la Medicina Holística se enseña al paciente la correcta nutrición y como usar los elementos naturales para recuperar su salud sin necesidad de intervenciones ajenas y artificiales que son consideradas dañinas, tales como medicamentos, cirugía, etc. La Medicina Holística enseña un sistema de vida que cultiva la salud. Si las leyes naturales han sido violadas, uno no necesita combatir una enfermedad, uno necesita restablecer y mantener la salud integral. La Medicina Holística actúa normalizando el funcionamiento del organismo, lo cual es un acto positivo. La Medicina Holística trata al paciente, no a la enfermedad.

La salud es equilibrio en el sistema. La enfermedad es desequilibrio. De acuerdo a la investigación del Dr. Robert Young, en un ambiente desequilibrado bacterias malsanas pueden originarse de nuestras propias células sanas (sugiero consultes su sorprendente libro "Sick and tired"). Estas diminutas formas de vida pueden cambiar rápidamente su forma y su función. De esta forma, las bacterias pueden transformarse en fermento, el fermento en hongo y el hongo en moho en un proceso que el llama pleomorfismo. Por lo tanto, la condición de tu terreno es totalmente importante. Tu terreno es considerado como el ambiente ecológico de tu cuerpo (la sangre, fluidos corporales, jugos y tracto digestivo). En lugar de enfocarnos en combatir la diversidad de síntomas, debemos limpiar y balancear nuestro sistema. No existen enemigos ni enfermedades específicas que combatir, sólo un sistema en equilibrio o fuera de él.

De acuerdo con el Dr. Robert Young (Ph.D, D.Sc. en Microbiología y Nutrición), quien ha dedicado su vida a investigar sobre las causas de las "enfermedades", los pensamientos negativos, las emociones y una dieta ácida conducen a la desorganización de las células obteniendo como resultado un ambiente desequilibrado. En tal ambiente, células sanas cambian de forma y se convierten en células insanas (gérmenes que son bacteria, fermento / hongos y moho). Todos sabemos que hay gérmenes en todas partes, pero si tu terreno interno esta limpio y balanceado los gérmenes no se pueden propagar en tu sistema ni tomar control, resultando en una plétora de síntomas y "enfermedades". El Dr. Robert Young no está sólo en sus hallazgos. Su trabajo es la continuación de las investigaciones de muchos doctores y científicos que data del año 1800. Todos ellos confirman la doctrina científica del pleomorfismo que Antoine Bechamp (1816 – 1908) introdujera hace más de cien años.

La Medicina Alópata actúa sobre la enfermedad, lo cual es un acto negativo. La Medicina Alópata está basada en la premisa de que somos víctimas de misteriosos, malignos y caprichosos microbios e infecciones que nos atacan. La Medicina Alópata se enfoca más en la enfermedad que en el individuo. Agrupa una serie de síntomas bajo el nombre de alguna enfermedad para poder identificar y administrar una droga que inhibirá dichos síntomas.

Ambos sistemas de medicina son validos si se usan correctamente. Si violamos las leyes naturales sufriremos de acumulación de toxinas o deficiencia de minerales, usualmente en los órganos ó tejidos inherentemente más débiles, manifestándose esto como todas las diferentes enfermedades patológicas frecuentes hoy en día. A pesar que los sanadores naturistas están ciento por ciento en lo correcto al tratar de enseñar al hombre primeramente el manejo y cuidado de su vehículo físico, la ignorancia de las leyes de la salud ha creado y continua creando mucho miedo innecesario, sufrimiento y muerte prematura. Cuando se tiene cuerpo físico, no hay conocimiento más valioso que la conservación de la salud ya que sin éste conocimiento uno no posee la libertad de cumplir con su trabajo en la Tierra sin impedimento.

Por otro lado, los microbios si existen y la resistencia física del hombre frecuentemente no es optima debido a la debilidad del vehículo físico heredada al través de las generaciones y por los hábitos de vida incorrectos. Los microbios están siempre presentes en el cuerpo, pero si el terreno interno se encuentra en balance, su porcentaje es usualmente bajo. Si ese porcentaje aumenta debido a las toxinas en el cuerpo o a su bajo nivel de resistencia o cualquier otra razón entonces los problemas surgen. Es en estos casos cuando las drogas pueden ser necesarias. Sin embargo, sólo deben ser empleadas en situaciones de riesgo de muerte y como el último recurso. Las drogas y la cirugía tienen su lugar cuando son bien empleadas. El problema que enfrentamos actualmente es que se recurre a ambas demasiado frecuentemente, comprometiendo y debilitando el terreno interno. Muchas operaciones podrían ser evitadas con una dieta adecuada y una vida sana. Muy a menudo una operación sigue a otra ya que si una parte del cuerpo falta alguna otra se sobrecarga y termina extenuándose. Cuando las drogas sólo son empleadas para inhibir síntomas y las operaciones para extirpar órganos o tejidos débiles o intoxicados más que para corregir el origen del problema, se está abusando de ellas.

Aproximadamente hace 250 años no había drogas ni doctores usándolas. Había sanadores que usaban remedios naturales, ejercicios y patrones mentales correctos para curar a sus pacientes. Hipócrates, conocido como el más grande sanador que la Tierra haya conocido, después de Cristo, electo como el padre de la medicina por la profesión médica, nunca empleó drogas. Hace 5,000 años los Chinos usaban métodos naturales de curación, los cuales apenas ahora estamos empezando a emplear y entender y realmente sólo los sanadores naturistas.

Es interesante resaltar que las hierbas, que fueron la única medicina en algún tiempo, son las precursoras de todas las drogas que empleamos actualmente. El hombre aisló el ingrediente activo en ellas y las manufacturó sintéticamente, permitiéndole esto producirlas masivamente obteniendo así grandes ganancias. Sin embargo estas drogas sintéticas producen muchos dañinos efectos secundarios, contrariamente a sus herbáceas contrapartes que son más efectivas y menos caras. La función primaria de estas drogas sintéticas es aliviar los síntomas no curar la raíz del problema. Mientras que sus derivados herbáceos ponen fin a los síntomas corrigiendo la condición del paciente. Las drogas aun cuando efectivas en inhibir los síntomas, a la larga debilitan al cuerpo reduciendo su nivel de resistencia. Remedios Naturales tales como las hierbas o la homeopatía, restablecen la normalidad sin debilitar al cuerpo.

Las drogas sintéticas tienen su lugar en casos de vida o muerte, pero han sido ineficaces y no deberían ser empleadas diariamente en el tratamiento de enfermedades crónicas. La Medicina Ortodoxa no ha sido superada en cuanto a tratar infecciones agudas y proveer tratamiento para heridas en accidentes donde la cirugía es esencial para volver a unir miembros o cualquier otra igualmente impresionante hazaña quirúrgica. Pero las drogas han fracasado en el tratamiento del cáncer, SIDA, diabetes, enfermedades del corazón y la larga lista de condiciones patológicas crónicas. Los expedientes médicos y la elevada taza de mortandad en dichas condiciones hablan por si solas. El ochenta por ciento de las enfermedades tratadas en los Estados Unidos son de naturaleza crónica.

El péndulo una vez más se inclina hacia el polo positivo (métodos naturales de curación, Chakra 6), mientras la Tierra ancla más Energía Cósmica por vía de los individuos que están volviéndose más conscientes (alcanzando los Chakra 4 y superiores). Con ésta renovada consciencia, estilos naturales de vida son adoptados y la Medicina Alópata será usada sólo en tratamientos de emergencia.

Conforme más elevada es la vibración de uno, menos capaz es el cuerpo físico de asimilar drogas sintéticas y no naturales. Conforme más elevada es tú vibración, mayor daño pueden causar a tu cuerpo éste tipo de drogas. Al alcanzar la vibración del Chakra 6 serás guiado a no ingerir ningún tipo de medicina más que la comida, la cual utilizarás como medicina para regular tú vibración, combatiendo los algunas veces incómodos efectos de la Energía Cósmica.

Vida Cósmica – Vivir Conscientemente

No es a la muerte que el hombre debería temer, sino a nunca
comenzar a vivir.
(Marco Aurelio)

El ambiente que tu labras a partir de tus pensamientos, creencias,
ideales y filosofía es el único en el que siempre vivirás.
(O.S. Marden)

El hombre vive su vida dentro de un laberinto y trae puestas anteojeras que cubren su visión; ignorante de cómo vivir óptimamente; ignorante de que la experiencia del laberinto ha de terminar cuando uno ha vivido todas las sendas esenciales que le conducen a la salida. Por lo tanto él pasa vidas enteras viviendo en varias sendas, pero nunca en otras y sin darse cuenta que el verdadero sentido es encontrar la salida y abandonar el laberinto. El no posee una clara dirección, ni una clara idea de que es lo que ha de lograr o de hacia donde ha de dirigirse. El sólo sabe ir en busca de la felicidad evadiendo el dolor y la mayor parte de su crecimiento parte de éste precepto. El intenta elegir alternativas de vida que eviten el dolor, sin embargo, él no esta consciente de sus lecciones de vida.

Para salir del laberinto, uno sólo tiene que enfocarse en seis lecciones de vida y aprender a vivirlas correctamente. Estas son las seis lecciones de los Chakras.

Chakra 1, ganar suficiente dinero para uno mismo y su familia sin tenerlo en exceso. Entre más elevada es tu consciencia menor será tu atracción por los bienes materiales y los placeres y serás mayormente atraído por el conocimiento elevado y el amor puro. Vive lo mas simplemente posible para tener el tiempo y la energía que las metas más elevadas requieren. Es decir, simplicidad de vida, elevación del pensamiento.

Chakra 2, aprender a relacionarse armoniosamente con un compañero del sexo opuesto, sin perder la individualidad, ni ser codependientes. Si la experiencia del Chakra 2 ha sido satisfactoriamente vivida, no tendrás deseos de volver a vivirla. Conforme tu vibración ascienda, tus deseos sexuales disminuirán, la Energía Cósmica se fortalecerá y tu mayor deseo será servir a la humanidad y unificarte al Padre. Si encuentras un compañero con los mismos ideales (debido a tu afinidad de vibración), entonces ambos podrán continuar juntos pero el sexo no jugará un papel prominente en la relación debido a la elevada vibración de ambos.

Chakra 3, aprender a dominar la experiencia alimenticia, sabiendo exactamente que comida requiere el cuerpo en cierto momento (no lo que una mente y cuerpos indisciplinados quieren) y proveerla.

Fortaleciendo el cuerpo físico al través de los Chakras 1 al 6, así como a la larga dejar la experiencia misma ya que todas las experiencias de los Chakras son para ser vividas y superadas. Aprender como ser padres equilibrados y a disciplinar con amor. Si tu hijo busca tu amistad y guía cuando sea mayor, tu papel de padre fue satisfactorio.

Chakra 4, acoger a tu equipo espiritual como a tu familia, estando tan cerca de tu equipo espiritual como de tu familia terrena, respetándolo aún más que a ella quizá, ya que sus metas abarcan a la humanidad entera, más que a un núcleo familiar. Dedicar toda tu vida al servicio de la humanidad, como parte de éste equipo.

Chakra 5, desear compartir el conocimiento adquirido sobre las lecciones esenciales de los chakras con otros, siendo conscientes de cuánto han ayudado estas a tu propio camino, aprendiendo a ser un maestro extraordinario así como la manera de compartir dicho conocimiento en la forma más clara posible.

Chakra 6, aprender a escuchar a Dios y a tu Ser Superior con claridad. Aprendiendo a confiar en tu propia telepatía para recibir guía personal y ser capaz de guiar a tus alumnos espirituales.

Una vez que estas seis lecciones de vida han sido satisfactoria y completamente dominadas, estás listo para iniciar tu Misión de Vida Cósmica en la Tierra. Esta es la misión que Dios te ha conferido. A este nivel estarás al tanto de tu vida cósmica en el plano elevado y sabrás exactamente lo que se espera que logres para Dios en éste plano en la Tierra. Al vivir tus lecciones de vida conscientemente iras lentamente removiendo las anteojeras, unificando tu visión al través de los años y para el tiempo en que logres la etapa final del Chakra 6, tus anteojeras habrán sido removidas. De aquí en adelante es posible vivir en total consciencia.

Vivir cósmicamente es vivir conscientemente y sólo puede ser adquirido en un medio ambiente cósmico. En la vida en un Ashram Cósmico, uno tiene la oportunidad de trabajar conscientemente los Chakras del 2 al 6. Si no has dominado la lección del Chakra 1, tendrás que regresar al mundo a trabajarlo ya que el dinero realmente no entra en el estilo de la vida cósmica. Si no fuiste nunca capaz de ganarte la vida, has de regresar al mundo y aprender esta lección primaria que no puede ser aprendida en un mundo cósmico. Si aun cuando capaz de ganarte la vida, no posees un Chakra 1 balanceado, esto podrá ser trabajado en el mundo cósmico. Si tu Chakra 1 es muy yin, es decir, que estas muy atado al dinero o muy yang, es decir, que eres un gastador, podrá ser rectificado durante tu experiencia grupal del Chakra 4.

Vivir cósmicamente es vivir conscientemente y por ello conlleva a una experiencia de vida extremadamente intensa. El mundo cósmico limpia a las personas de los errores que han cometido no sólo en esta, sino en sus vidas pasadas. En el te enfocas en lo que corresponde a ciertas lecciones de vida en el cuerpo más débil y esto es en lo que más has de trabajar. Te vuelves muy consciente de donde estas y a donde te diriges. Todos en el mundo cósmico se dirigen al Chakra 6 y de ahí al Chakra 7. Cada experiencia de los chakras ha de ser completamente gozosa, no se trata de una carrera para terminar pronto. Entre más uno se entregue a vivir cada experiencia, mayor será el aprendizaje y mejor estará uno preparado para la siguiente ya que cada lección se basa en la anterior.

Es ésta una evolución muy rápida en comparación con la mayor parte de la gente que muy frecuentemente repite ciertas lecciones de los chakras durante varias vidas antes de conseguir la consciencia para confrontarlas en vez evitarlas. Es sólo confrontando una lección no dominada que nos causa resistencia, que podremos dominarla. Como éste camino es muy directo, te conduce en línea recta a tu meta, Chakra 6 y superiores de aquí en adelante tu vibración estará constantemente incrementándose. Conforme salves un obstáculo y sientas que has logrado una platea cómoda, serás movido a la siguiente lección. Por eso es una experiencia de vida tan intensa. Las lecciones que ya han sido aprendidas en vidas pasadas son rápidamente superadas en esta vida, dependiendo de que tan frescas se encuentren en la memoria (esto depende de hace cuantas vidas atrás se aprendió dicha lección). Una persona que logro un Chakra superior en su vida pasada, se moverá más rápidamente que una persona que adquirió el mismo nivel pero varias vidas atrás. El hecho de que se haya adquirido hace varias vidas y no en la anterior, confirma el hecho de que ha perdido fuerza (visión) en el lapso entre la vida en que se adquirió y ésta. Esa fuerza ahora ha de ser recuperada.

Vivir cósmicamente es tratar de enfocarse en arreglarse a uno mismo, recuperando la fuerza perdida si uno es un alma vieja o ganando fuerza si uno es un alma joven. Este es un camino intenso porque es una experiencia muy directa de evolución y a paso acelerado. Sin embargo todo ha de verse desde un marco de tiempo cósmico. Si sólo hay que dominar seis lecciones de vida para completar la experiencia de vida humana (la meta de cada nacimiento en la Tierra), entonces no consideres que cinco o diez años es un largo tiempo para dominar una lección de vida. Una lección de vida no vivida usualmente toma aproximadamente diez años para dominarse. Cualquier lección de vida que ha sido vivida pero no totalmente dominada puede tomar de uno a diez años, dependiendo que tanto de ella fue dominado en alguna vida pasada y que tanto recuerdas las técnicas de la lección en cuestión (por ejemplo que tantas vidas atrás lo viviste). Entonces aunque en el marco del tiempo cósmico diez o veinte años no es nada, en términos terrestres vemos y creemos que es mucho tiempo.

Uno ha de estar completamente comprometido en adquirir el Chakra 6, la unión con Dios, para poder tener la paciencia y la perseverancia de comprometerse y perdurar en este excepcional camino. Para que puedas lograrlo, obtener el Chakra 6 debe ser tu única meta en la vida, tu único deseo, ya que todas tus energías han de ser canalizadas en esta dirección. En realidad todos terminamos haciéndolo de todo modos, aunque la mayor parte de las personas gastan mucho tiempo y energía, ya que experimentan mucho sufrimiento innecesario antes de ser conscientes.

Lo que ha sido creado en Tashirat es un mundo cósmico sobre la Tierra, donde a las personas se les da la oportunidad de ser guiadas a través de las lecciones de vida de los chakras. Cualquiera que haya tomado un cuerpo humano, ha de completar las seis lecciones de vida de los chakras, eso no se puede evitar. Posponerlo (viajando, amasando cosas materiales, vacacionando, etc) sólo contribuirá a la perdida de fuerza y nada mas. En la vida inconsciente esta es la norma, durar más en una experiencia de los chakras hasta llegar a la exclusión de la mayoría de las otras lecciones. Nuestro objetivo es volvernos personas totalmente completas y para que esto suceda, tenemos que vivir las seis lecciones de vida en su totalidad.

Vivir cósmicamente quema todos los karmas pasados, es una limpieza del pasado al través de tus correctas acciones presentes (las palabras significan muy poco, lo que cuenta son las acciones). Al través de tus acciones presentes compones tus errores pasados y por lo tanto recuperas fuerza. Por lo tanto vives muchas crisis curativas en muchos niveles (no sólo en el físico), las cuales no son siempre muy cómodas o indoloras, pero cada una es una limpia profunda que es seguida de una pizarra en blanco a partir de la cual reconstruir tu vida y del conocimiento que provee indicaciones de como recuperar la fuerza perdida. La fuerza se pierde cuando un individuo logra el chakra 4, 5 o 6 en una vida (ha dedicado toda su vida a Dios) y luego regresa y se atora en el chakra 1, 2 o 3 en su experiencia de vida actual. Viajar o algún otro tipo de vida hedonista puede ser clasificado como experiencia del chakra 1, pues requiere de dinero y vives para ti mismo. Es sólo una más de las adicciones socialmente aceptadas en la Tierra.

El estilo de vida cósmico no requiere de descansadas vacaciones ya que lleva el ritmo de tal manera que tu vida diaria es más estimulante y agradable que ningunas vacaciones. El dinero que se gastaría en vacaciones anuales (la mayoría de las personas gasta una fortuna en vacaciones familiares), es empleado en mejorar tu mundo, (el mundo para muchos) y por lo tanto tu vida. Comer y vivir conscientemente durante las vacaciones es difícil, por encontrarte rodeado de muchas tentaciones mundanas. La vida aislada, cerca de la naturaleza en un ambiente tipo Ashram es esencial para ayudarte a ascender al Chakra 6. Un ambiente espiritual protegido es una necesidad para la ascensión de la mayoría de las personas. Una vez que estés bien establecido en la lección de vida del Chakra 7 tendrás la fortaleza para nuevamente entrar al mundo al través del servicio. Del chakra 4 al 6, cuando la energía kundalini empieza a disminuir y la energía cósmica a elevarse, uno realiza el servicio dentro del propio mundo espiritual.

Hay muchos niveles de consciencia y muchos mundos correspondientes, pero en la experiencia de vida humana (chakras 1 - 6), hay básicamente dos amplias categorías de consciencia – el triángulo inferior de conciencia de los chakras 1, 2, 3 y el triángulo superior de consciencia de los chakras 4, 5, 6. Hay muchas maneras de ver las cosas y todas son igualmente correctas, todo depende a través de cual filtro de consciencia estés viendo. Vivir cósmicamente corresponde al triángulo superior de consciencia.

La medicina y la psicología cósmica difieren enormemente de todos los campos conocidos de la medicina y la sicología en la Tierra, porque estas primeramente toman en cuenta el nivel de consciencia de la persona (¿que chakra ha adquirido la persona en vidas pasadas, hace cuantas vidas, cual es el estado presente de sus tres cuerpos, que tan fuertes y que tan balanceados están cada uno de sus chakras, cual es su cuerpo más débil y por ende la raíz de su problema? y varios otros factores tales como la fuerza vital de la persona.) Una vez que todo esto se ha establecido, uno hace un seguimiento con las técnicas de diagnóstico más tradicionales y con base a ello un programa de sanación es diseñado.

Justo como el programa escolar para un niño de preescolar, primaria, secundaria o un alumno de preparatoria o universidad difieren enormemente de acuerdo a su nivel de conocimiento, así se trata a los pacientes de acuerdo al conocimiento que ha acumulado durante sus diferentes vidas y de acuerdo con su fuerza, que es equivalente a su nivel de consciencia.

En un mundo cósmico sólo las personas que están en el chakra 7 son consideradas como competentes para sanar a otros, lo que significa que estos individuos son capaces de guiar a otros a través de las lecciones de vida de los chakras que ellos ya han dominado. La sanación supone dominar las lecciones de vida de los chakras del 1 al 6. ¿Qué pasaría si un doctor en consciencia del chakra 3 tratara de ayudar a un individuo en consciencia del chakra 6 que ha estado bajo la influencia de la experiencia de recibir energía cósmica, de lo cual el doctor es totalmente ignorante (al no haberla experimentado)? El diagnóstico y tratamiento será completamente equivocado y sólo causará confusión. Lo mismo será con el doctor en cualquier nivel de consciencia que se encuentre por debajo del nivel de consciencia del paciente, sin importar que tan especializado y experto sea en su campo. El sería perfecto si se tratara de un problema meramente físico, tal como un brazo roto, pero muchos problemas físicos crónicos (cáncer, SIDA, diabetes, aficiones cardiacas, etc.) poseen una raíz emocional o espiritual que necesita ser remediada para poder sanar

Poemas

Disciplina

Donde hay disciplina, hay orden.
Donde hay orden, hay armonía.
Donde hay armonía, hay felicidad.
Donde hay felicidad, hay fortaleza.
Donde hay fortaleza, hay evolución.

Mi Dulce Amado
(El Yo Superior al Humano)

Yo soy tu Luz,
Yo soy tu Vida,
Yo soy la Guía
A tu lado
Siempre.
Encuéntrame, escúchame, mira a través de mis ojos
Para que distingas la verdad de la apariencia falsa.

Yo soy tu Corazón,
Yo soy tu Pulso,
Yo soy cada Aliento tuyo.
Cuando estés despierto me escucharás
Y me sentirás constantemente,
Te guiaré con mi Luz.
Cuando tu cuerpo sea fuerte,
Tu corazón puro
Y tu mente humana esté quieta
Tu unirás a Mi y perceibiras la Luz en todo.

Haz fuertes tus vehículos y equilibrados,

Cuerpo, emociones y mente;
Para encontrar
Esa tranquilidad, esa alegría
Ese beso mágico:
¡Existes!
Comprende que tú eres Yo, que tú eres la Luz
Con todo el conocimiento dentro de ti.
Eres Pura Verdad, Amor, y Luz.

Escúchame, permanece sintonizado;
Siempre estoy aquí,
Siempre cerca
Pero tú me olvidas, confundes la realidad con la apariencia.
Mira más allá de los nombres y las cosas manifiestas
Y siénteme y escúchame por dentro
Conéctate y siénteme y escúchame también en el Cosmos entero,
Te estoy guiando...
Con cada susurro del viento,
Cada nube en el cielo,
Con el trino del pájaro,
Deja que el brillo mágico de la Luz
Que ilumina toda la Creación
Te toque y te conecte.

Nunca pierdas el lazo,
Nunca te conviertas en un ser mecánico,
En un robot programado
Armoniza con la Divinidad
De la Creación, para que seas,
Un Ser Humano que manifiesta esa Divinidad:
Consistentemente,
Para siempre.

Soy tú.
Soy el verdadero tú.

Mi dulce amado, Ábrete a mí,
Para siempre,
Para que juntos demos dirección a los tres cuerpos,
Para que realicemos la tarea a realizar con perfección exquisita
Como Creadores construiremos,
Con el flujo de las Mareas de Energía Universal
Cabalgando en las Olas Cósmicas.

Mi Dulce Amado, ábrete a mí
Para siempre.
Yo soy tu Luz,
Yo soy tu Vida,
Yo soy la guía a tu lado,
Siempre.
Mi Dulce amado, eres Yo.
Yo soy tu mismo Ser
Mi Dulce Amado
Yo Soy
Siempre.
Purifícate, elimina tu parte humana, negativa,
Conéctate, y siempre te guiaré
Manifestándome como la Divinidad
Que eres en realidad.